BEI GRIN MACHT SICH IHR WISSEN BEZAHLT

Gesundheitsförderung und Prävention in Lebenswelten im Setting Grundschule

Nancy Schrottge

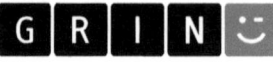

Bibliografische Information der Deutschen Nationalbibliothek:

Die Deutsche Nationalbibliothek verzeichnet diese Publikation in der Deutschen Nationalbibliografie; detaillierte bibliografische Daten sind im Internet über http://dnb.d-nb.de abrufbar.

ISBN: 9783346810144
Dieses Buch ist auch als E-Book erhältlich.

© GRIN Publishing GmbH
Nymphenburger Straße 86
80636 München

Alle Rechte vorbehalten

Druck und Bindung: Books on Demand GmbH, Norderstedt Germany
Gedruckt auf säurefreiem Papier aus verantwortungsvollen Quellen

Das vorliegende Werk wurde sorgfältig erarbeitet. Dennoch übernehmen Autoren und Verlag für die Richtigkeit von Angaben, Hinweisen, Links und Ratschlägen sowie eventuelle Druckfehler keine Haftung.

Das Buch bei GRIN: https://www.grin.com/document/1324885

Deutsche Hochschule für
Prävention und Gesundheitsmanagement
Hermann-Neuberger-Sportschule 3
66123 Saarbrücken

Hausarbeit

Name, Vorname	Schrottge Nancy
Studiengang	BGM
Studienmodul	Gesundheitsförderung und Prävention in Lebenswelten
Datum Präsenzphase (siehe Ergebnisdokumentation)	09.05.-11.05.2022
Aufgabe	Die Aufgabe besteht darin, eine zentrale Lebenswelt, wie die Settings Kindertageseinrichtung, Betrieb oder Kommune, aus gesundheitlicher Perspektive zu analysieren und praxistaugliche Handlungsansätze zur Gesundheitsförderung zu identifizieren.

Inhaltsverzeichnis

1   Analyse der gesundheitlichen Ausgangssituation

Es folgt eine Analyse der gesundheitlichen Datenlage des Settings Grundschule anhand aktuell evidenzbasierter Literatur. Dabei soll der Fokus auf Kinder im Alter zwischen 6 und 10 Jahren liegen. Darüber hinaus ist zu beachten, dass die genannte Altersgruppe oftmals zusammen mit anderen Altersgruppen in Bezug steht und deshalb häufig keine klare Trennung vorhanden ist.

1.1 Gesundheitsbezogene Datenlage

Diese Kaptiel beschreibt die gesundheitsbezogene Datenlage von Kindern und Jugendlichen in Deutschland mit Fokus auf Kinder im Alter zwischen 6 und 10 Jahren. Es werden Daten über Unfälle, das Bewegungsverhalten, das Ernährungsverhalten, Übergewicht und Adipositas, Medienkonsum und psychische Auffälligkeiten evidenzbasiert analysiert.

1.1.1   Übergewicht und Adipositas
Die folgenden Tabellen zeigen die die Erhebung der KiGGs Welle 2 (2014-2017), über die Datenlage der Übergewicht- und Adipositasprävalenz von Kindern und Jugendlichen im Alter von 3 bis 17 Jahren. Die Gesamtprävalenz für Übergewicht beträgt, wie in Tabelle 1 zu sehen ist, 15,4% und die Prävalenz für Adipositas 5,9% (Tabelle 2), wobei die Prävalenz für beide Faktoren mit zunehmendem Alter steigt. Hierbei gibt es keine Unterschiede zwischen Mädchen und Jungen. Auffallend ist, dass Kinder und Jugendliche mit einem geringen sozioökonomischen Status (SES) deutlich häufiger betroffen sind, um genau zu sein rund viermal so oft (Mädchen 8,1% vs. 2,0%; Jungen 11,4% vs. 2,6%). (Schienkiewitz, A. et al., 2018)

Tabelle 1: Übergewichtsprävalenz (<90.Perzentil, einschließlich Adipositas) nach Geschlecht, Alter und sozioökonomischen Status (n=1.799 Mädchen, n=1,762 Jungen) (modifiziert nach(Schienkiewitz, A. et al., 2018)

KiGGs Welle 2 (2014-2017)			
	%		%
Mädchen (gesamt)	15,3	Jungen	15,6
3-6 Jahre	10,8	3-6 Jahre	7,3
7-10 Jahre	14,9	7-10 Jahre	16,1
11-13 Jahre	20,0	11-13 Jahre	21,1
14-17 Jahre	16,2	14-17 Jahre	18,5
Sozioökonomischer Status		Sozioökonomischer Status	
Niedrig	27,0	Niedrig	24,2
Mittel	13,0	Mittel	14,1
Hoch	6,5	Hoch	8,9
Gesamt (Mädchen und Jungen): 15,4			

Tabelle 2: Adipositasprävalenz (<97. Perzentil) nach Geschlecht, Alter und sozioökonomischen Status (n=1799 Mädchen, n=1762 Jungen) (modifiziert nach Schienkiewitz et al., 2018)

KiGGs Welle 2 (2014-2017)			
	%		%
Mädchen (gesamt)	5,5	Jungen (gesamt)	6,3
3-6 Jahre	3,2	3-6 Jahre	1,0
7-10 Jahre	4,7	7-10 Jahre	6,8
11-13 Jahre	6,5	11-13 Jahre	8,0
14-17 Jahre	7,7	14-17 Jahre	9,2
Sozioökonomischer Status		Sozioökonomischer Status	
Niedrig	8,1	Niedrig	11,4
Mittel	4,7	Mittel	5,2
Hoch	2,0	Hoch	2,6
Gesamt (Mädchen und Jungen): 5,9			

1.1.2 Unfälle

Wie man aus Tabelle 1 und 2 entnehmen kann, wurden durchschnittlich 17,4% der Mädchen und Jungen im Alter zwischen 1 und 17 Jahren, wegen mindestens einer ärztlichen versorgten Unfallverletzung (in den letzten zwölf Monaten nach Veröffentlichung) behandelt, was ungefähr jedem sechsten Kind in Deutschland entspricht. Jungen sind häufiger von Unfällen betroffen (19,4% Jungen und 15,2% Mädchen), wobei die Tendenz geschlechterunabhängig, mit zunehmendem Alter steigt. Aus dem sozioökonomischen Status gehen jedoch keine signifikanten Unterschiede hervor. Die Mädchen und Jungen im Grundschulalter (7 bis 10 Jahre) liegen mit 14% und 18,6% knapp unter dem Durchschnitt der 1-17 Jährigen. (Saß et al., 2018)

Tabelle 3: Anteil der 1-17-jährigen Mädchen mit mindestens einer ärztlichen versorgten Unfallverletzung in den letzten 12 Monaten nach Alter und Sozialstatus (modifiziert nach Saß et al., 2018)

KiGGs Welle 2	
	%
Mädchen (gesamt)	15,2
Alter	
1-2 Jahre	12,7
3-6 Jahre	12,6
7-10 Jahre	14,0
11-13 Jahre	18,4
14-17 Jahre	17,7
Sozialstatus	
Niedrig	14,2
Mittel	15,1
Hoch	16,4
Gesamt (Mädchen & Jungen)	17,4

Tabelle 4: Anteil der 1-17-jährigen Jungen mit mindestens einer ärtzlichen versorgten Unfallverletzung in den letzten 12 Monaten nach Alter und Sozialstatus (modifiziert nach Saß et al., 2018)

KiGGs Welle 2	
	%
Jungen (gesamt)	19,4
Alter	
1-2 Jahre	17,6
3-6 Jahre	15,4
7-10 Jahre	18,6
11-13 Jahre	23,1
14-17 Jahre	21,9
Sozialstatus	
Niedrig	16,1
Mittel	20,1
Hoch	21,2
Gesamt (Mädchen & Jungen)	17,4

1.1.3 Bewegungsverhalten

Abbildung 1 zeigt die Ergebnisse der KiGGs Wellen 1 und 2 zum Thema Bewegung von Kindern und Jugendlichen im Alter von 3 bis 17 Jahren. Darunter sind lediglich 22,4% der Mädchen und 29,4% der Jungen im Alter von 3 bis 17 Jahren mindestens 60 Minuten täglich körperlich aktiv, was der Bewegungsempfehlung der WHO (Weltgesundheitsorganisation) entspricht. Die Prävalenz für das Erreichen dieser Empfehlung nimmt mit steigendem Alter kontinuierlich ab. Vergleicht man KiGGs Welle1 (2009-2012) und KiGGs Welle2 (2014-2017), fällt auf, dass die Mädchen der Altersgruppe 3 bis 10 Jahre die Empfehlungen deutlicher seltener erreicht haben und signifikant von 40,7% auf 32,6% herabsanken. Allgemein, nahm die körperliche Aktivität der Mädchen von 25,9% auf 22,4% ab. Bei den Jungen hat sich die Prävalenz nicht stark verändert. (Robert Koch Institut, 2020)

Die Abbildung wurde aus urheberrechtlichen Gründen von der Redaktion entfernt.

Abbildung 1: Anteil der 3- bis 17-jährigen Mädchen und Jungen, die mindestens 60 Minuten pro Tag mäßig bis sehr anstrengende körperliche Aktivität ausüben (Prozent). Dies entspricht der Mindestempfehlung der Weltgesundheitsorganisation (Robert Koch Institut, 2020)

1.1.4 Ernährungsverhalten

Aus Tabelle 5 geht hervor, dass sich jüngere Kinder und Jugendliche gesünder ernähren als ältere. Der Konsum von Süßwaren und zuckerhaltiger Getränke ist im Vergleich der KiGGs-Basiserhebung zur KiGGs Welle 2 bei 3-17 Jährigen zurückgegangen, trotzdem essen vor allem 11-17 Jährige, auffällig weniger Gemüse. Wenngleich sich der Gemüse und Obst Konsum pro Tag bei den 3-10 Jährigen deutlich erhöht hat. Jungen konsumieren mit 129 g/Tag jedoch weniger Gemüse als Mädchen (142 g/Tag). Auch beim Obstkonsum ist die Menge der 3 bis 10 Jährigen Jungen deutlich geringer (Mädchen 286 g/Tag und Jungen 167 g/Tag). Vergleicht man Mädchen zwischen 3 und 10 Jahren, mit Mädchen zwischen 11 und 17 Jahren, konsumieren die Jüngeren bedeutsam mehr Obst als die Älteren.

Im Durchschnitt trinken 3 bis 17 Jährige mehr als einen halben Liter zuckerhaltige Getränke pro Tag, wobei die 3 bis 10 Jährigen sichtbar weniger konsumieren. Mädchen zwischen 3 bis 10 Jahren, trinken mit 454ml/Tag weniger als gleichaltrige Jungen mit 569ml/Tag. Auch bei Kindern zwischen 11 und 17 Jahren, ist der Konsum zuckerhaltiger Getränke bei den Jungen mit 708ml/Tag erheblich höher als bei den Mädchen mit 569ml/Tag. Im Vergleich zur KiGGs-Basiserhebung ist der Konsum zuckerhaltiger Getränke um ein Viertel gesunken.

Süßwaren konsumieren die 3 bis 10 Jährigen Jungen mit 68,4 g/Tag häufiger, als gleichaltrige Mädchen. Die 3 bis 10 Jährigen Mädchen essen dabei geringere Mengen, als 11 bis 17 Jährige Mädchen. Bei den süßen Aufstrichen ist die Menge bei beiden Geschlechtern zwischen 3 und 10 Jahren etwa gleich. Im Vergleich zur KiGGs-Basiserhebung ist der Verzehr von Süßigkeiten erheblich gesunken, je nach Alter und Geschlecht zwischen 20% und 30%.

Der Wasserkonsum der 3 bis 17 Jährigen liegt im Durschnitt bei anderthalb Liter Wasser pro Tag, wobei es keine signifikanten Unterschiede bei den Geschlechtern gibt. Darüber hinaus trinken die 3 bis 10 Jährige Mädchen auffällig weniger, als Mädchen zwischen 11 und 17 Jahren. Der tägliche Wasserkonsum ist im Vergleich zur Basiserhebung deutlich gestiegen. Je nach Geschlecht und Alter um 50% bis 90%. (Krug et al., 2018)

Tabelle 5: Lebensmittelmengen pro Tag bei 3- bis 17-Jährigen nach Geschlecht und Alter (KiGGS-Basiserhebung n = 6.918 Mädchen, n = 7.186 Jungen; KiGGS Welle 2 n = 6.568 Mädchen, n = 6.466 Jungen) (modifiziert nach Krug et al., 2018)

KiGGs-Basiserhebung		KiGGs Welle 2	
Geschlecht/Altersgruppe	Menge	Geschlecht/Altersgruppe	Menge
Mädchen		Mädchen	
Zuckerhaltige Getränke (ml)	708,8	Zuckerhaltige Getränke (ml)	508,7
Süßwaren (g)	85,2	Süßwaren (g)	66,6
Süßer Aufstrich (g)	10,3	Süßer Aufstrich (g)	11,4
Trinkwasser (ml)	874,5	Trinkwasser (ml)	1.445,1
Obst (g)	242,4	Obst (g)	269,8
Gemüse (g)	129,8	Gemüse (g)	135,7
Jungen		Jungen	
Zuckerhaltige Getränke (ml)	843,4	Zuckerhaltige Getränke (ml)	634,1
Süßwaren (g)	95,2	Süßwaren (g)	71,1
Süßer Aufstrich (g)	12,3	Süßer Aufstrich (g)	12,9
Trinkwasser (ml)	816,1	Trinkwasser (ml)	1.392,4
Obst (g)	203,9	Obst (g)	234,9
Gemüse (g)	119,7	Gemüse (g)	115,2
Gesamt		Gesamt	
Zuckerhaltige Getränke (ml)	775,7	Zuckerhaltige Getränke (ml)	573,0
Süßwaren (g)	90,3	Süßwaren (g)	68,9
Süßer Aufstrich (g)	11,3	Süßer Aufstrich (g)	12,2
Trinkwasser (ml)	844,6	Trinkwasser (ml)	1.418,1
Obst (g)	222,7	Obst (g)	252,0
Gemüse (g)	124,6	Gemüse (g)	125,2
Mädchen 3-10 Jahre		Mädchen 3-10 Jahre	
Zuckerhaltige Getränke (ml)	626,1	Zuckerhaltige Getränke (ml)	454,0
Süßwaren (g)	75,4	Süßwaren (g)	60,6
Süßer Aufstrich (g)	9,9	Süßer Aufstrich (g)	10,6
Trinkwasser (ml)	649,2	Trinkwasser (ml)	1.246,2
Obst (g)	234,7	Obst (g)	286,0
Gemüse (g)	115,0	Gemüse (g)	142,2
Mädchen 11-17 Jahre		Mädchen 11-17 Jahre	
Zuckerhaltige Getränke (ml)	780,1	Zuckerhaltige Getränke (ml)	569,2
Süßwaren (g)	94,6	Süßwaren (g)	73,1
Süßer Aufstrich (g)	10,7	Süßer Aufstrich (g)	12,3
Trinkwasser (ml)	1.089,8	Trinkwasser (ml)	1.665,4
Obst (g)	249,7	Obst (g)	251,9
Gemüse (g)	143,9	Gemüse (g)	128,5
Jungen 3-10 Jahre		Jungen 3-10 Jahre	
Zuckerhaltige Getränke (ml)	722,1	Zuckerhaltige Getränke (ml)	568,1
Süßwaren (g)	82,3	Süßwaren (g)	68,4
Süßer Aufstrich (g)	10,7	Süßer Aufstrich (g)	11,3
Trinkwasser (ml)	671,5	Trinkwasser (ml)	1.272,9
Obst (g)	216,1	Obst (g)	267,1

KiGGs-Basiserhebung		KiGGs Welle 2	
Geschlecht/Altersgruppe	Menge	Geschlecht/Altersgruppe	Menge
Gemüse (g)	109,7	Gemüse (g)	127,4
Jungen 11-17 Jahre		Jungen 11-17 Jahre	
Zuckerhaltige Getränke (ml)	962,4	Zuckerhaltige Getränke (ml)	708,0
Süßwaren (g)	107,9	Süßwaren (g)	74,1
Süßer Aufstrich (g)	13,9	Süßer Aufstrich (g)	14,8
Trinkwasser (ml)	957,9	Trinkwasser (ml)	1.525,8
Obst (g)	191,9	Obst (g)	198,8
Gemüse (g)	129,5	Gemüse (g)	101,5

1.1.5 Medienkonsum

Wie aus Abbildung 2 hervorgeht, sieht fast die Hälfte der 2 bis 5 Jährigen jeden Tag fern (MiniKIM-Studie 2014), bei den 6 bis 13 Jährigen sind es sogar fast 80% (KIM-Studie). Das Internet wird von 27% der 6 bis 13 Jährigen fast täglich genutzt, digitale Spiele zu 13%. Studien des Medienpädagogischen Forschungsverbundes Südwest zeigen, dass digitale Spiele vor allem von Jungen gespielt werden und Fernseh- und Internetmedien etwa gleich oft von Mädchen und Jungen genutzt werden. Beim Blick auf den Umfang der Bildschirmzeit, siehe Abbildung 3, sieht man, dass Kinder zwischen 2 und 5 Jahren durchschnittlich 43 Minuten pro Tag fernsehen. Die Altersgruppe der 6 bis 13 Jährigen sieht im Schnitt 82 Minuten fern, verbringt seine Zeit 40 Minuten im Internet und 50 Minuten mit digitalen Medien. Der Medienkonsum steigt also mit höherem Alter klar an. Jungen verbringen mit 146 Minuten deutlich mehr Zeit mit digitalen Spielen als Mädchen (57 Minuten). Die Durchschnittliche Dauer der Mediennutzung ist in den vergangen Jahren stark gestiegen. (Robert Koch-Institut, 2020)

Die Abbildung wurde aus urheberrechtlichen Gründen von der Redaktion entfernt.

Abbildung 2: Anteil er Kinder und Jugendlichen, die jeden oder fast jeden Tag (miniKIM- und KIM-Studie) bzw. täglich (JIM-Studie) in der Freizeit fernsehen, das Internet nutzen und digitale Spiele spielen (modifiziert nach Robert Koch-Institut, 2020)

Die Abbildung wurde aus urheberrechtlichen Gründen von der Redaktion entfernt.

Abbildung 3: Nutzung von Bildschirmmedien (Umfang). Anzahl der Minuten, die Kinder und Jugendliche durchschnittlich pro Tag in der Freizeit fernsehen, das Internet benutzen und digitale Spiele spielen (modifiziert nach Robert Koch-Institut, 2020)

1.1.6 Psychische Auffälligkeiten

Die folgende Tabelle zeigt die Prävalenz psychischer Auffälligkeiten nach Geschlecht und Alter für die KiGGs-Basiserhebung und KiGGs Welle 2. Demnach waren zur Basiserhebung 20% der Kinder und Jugendlichen psychisch auffällig. Im Vergleich waren bei der KiGGs Welle 2 nur 16,9% auffällig. Der Trend ist nach diesen Zahlen rückläufig und es ist nicht mehr jeder sechste Junge betroffen, sondern nur noch jeder vierte. Besonders im Alter zwischen 9 und 17 Jahren, gab es eine signifikante Abnahme. Vergleicht man Mädchen mit Jungen, haben Jungen mit 19,1% eine wesentlich höhere Prävalenz als Mädchen mit nur 14,4%, vor allem in den Altersgruppen zwischen 3 und 14 Jahren. Die Auffälligkeit im Alter von 15 bis 17 Jahren ist dagegen bei Mädchen und Jungen vergleichbar. In der Erhebung wurde ebenfalls festgestellt, dass Kinder und Jugendlichen aus Familien mit niedrigeren sozioökonomischen Status (SES) deutlich häufiger betroffen sind als gleichaltrige aus Familien mit höherem SES. (Klipker et al., 2018)

Tabelle 6: Prävalenz psychischer Auffälligkeiten nach Geschlecht und Alter für die KiGGs-Basiserhebung (n=7.100 Mädchen, n=7.377 Jungen) und KiGGs Welle 2 (n=6.637 Mädchen, n=6.568 Jungen) (modifiziert nach Klipker et al., 2018)

KiGGs-Basiserhebung (2003-2006)		KiGGs Welle 2 (2014-2017)	
	%		%
Mädchen (gesamt)	**15,9**	**Mädchen (gesamt)**	**14,4**
Alter		**Alter**	
3-5 Jahre	17,2	3-5 Jahre	13,9
6-8 Jahre	14,7	6-8 Jahre	13,8
9-11 Jahre	18,6	9-11 Jahre	16,4
12-14 Jahre	15,9	12-14 Jahre	13,9
15-17 Jahre	13,4	15-17 Jahre	14,6
Jungen (gesamt)	**14,5**	**Jungen (gesamt)**	**19,1**
Alter		**Alter**	
3-5 Jahre	21,4	3-5 Jahre	20,9
6-8 Jahre	25,3	6-8 Jahre	22,3
9-11 Jahre	28,8	9-11 Jahre	22,2
12-14 Jahre	25,8	12-14 Jahre	19,2
15-17 Jahre	17,2	15-17 Jahre	12,2
Gesamt (Mädchen und Jungen)	**19,9**	**Gesamt (Mädchen und Jungen)**	**16,9**

1.1.7 Diskussion der gesundheitlichen Daten

Zusammenfassen lässt sich sagen, das die oben genannten Bereiche (Unfälle, Übergewicht, Bewegungsverhalten, Ernährungsverhalten, psychische Auffälligkeiten und Medienkonsum) ein ernstzunehmendes Gesundheitsproblem im Setting Grundschule darstellen und primärpräventiv durch Gesundheitsfördernde Präventionsprogramme verhindert bzw. verbessert werden sollten. Aus der Analyse geht klar hervor, dass Kinder und Jugendliche mit einem niedrigen sozioökonomischen Status (SES), häufiger von diesen Problemen betroffen sind. Aus diesem Grund steht die Wichtigkeit nicht zur Debatte, dass alle Bevölkerungsgruppen mit Gesundheitsförderung und Prävention in Grundschulen erreicht werden müssen. Vor allem die Adipositasprävention ist wichtig, denn Adipositas gehört zu den größten Risikofaktoren für physische und psychische Gesundheit der Menschen. Erschreckend ist, dass Krankheiten, die früher erst im Erwachsenenalter auftraten, heute bereits bei Kindern und Jugendlichen festgestellt werden, wie zum Beispiel Typ-2-Diabetes oder Bluthochdruck (BZgA & RKI).

Folgende drei Argumente untermauern, dass das Setting „Grundschule" ein Schlüsselfaktor für die Gesundheitsförderung ist:

- Es werden Heranwachsende aus allen sozialen Schichten erreicht, die Gesundheitsschädigendes Verhalten noch nicht manifestiert haben und in dieser Hinsicht entscheidend beeinflusst werden können (Zwick et al., 2011, S. 303–311). Gelingt es, in dieser Lebensphase gesundheitsfördernde Verhaltensweisen zu übernehmen, werden diese am ehesten in der Zukunft fortgeführt. (Kaluza & Lohaus, 2006)

- In den Grundschulen sind über 90% der Kinder über viele Jahre der Entwicklung erreichbar (auch aufgrund der Schulpflicht in Deutschland), somit müssen Schulen als Setting in die Gesundheitsförderung einbezogen werden. (Zwick et al., 2011)

- Die Eltern sind über die (Grund-) Schule erreichbar. Sie gelten als ein entscheidender Faktor, bei der Erziehung der Kinder und Jugendlichen.

1.2 Ableitung von drei Handlungsansätzen

Im Folgenden Kapitel werden drei zentrale Handlungsansätze geschildert, die sich aus Analyse der Datenlage der vorherigen Kapitel, für die Gesundheitsförderung von Grundschulkindern ableiten lassen. Das Thema Unfallprävention wird nicht ausführlich analysiert, da ich meinen Schwerpunkt auf die anderen Gesundheitsprobleme setze. Nichts desto trotz könnte ein Handlungsansatz sein, mit der örtlichen Polizeibehörde oder Feuerwehr zusammenzuarbeiten, um Präventiv ein Unfallbewusstsein zu schaffen und den Schulalltag sicherer zu gestalten.

- Strategien zur Reduktion des Medienkonsums: Den Kinder und Jugendlichen sollte der bedarfsgerechte Umgang mit Medien in einer Verhaltensprävention beigebracht werden, besonders im Hinblick auf die Nutzungsdauer und die Art der Nutzung. Dabei ist die Einbindung der Eltern sehr wichtig, da Eltern die Freizeit der Kinder mitgestalten (Eder & Forst, 2018). Es können als Handlungsansatz zum Beispiel Informationsflyer für die Eltern verteilt werden oder Infoabende stattfinden. Eltern und Kindern sollten Alternativen zum Medienkonsum gezeigt werden, wie zum Beispiel gemeinsame Ausflüge, Spielabende anstatt Fernsehabende oder sportliche Aktivitäten, was immer der Familie zusammen Spaß macht.

- Strategien zur Förderung eines gesunden Bewegungs- und Ernährungsverhaltens: Als Handlungsansätze sollten als Verhältnisprävention verschiedene Angebote in den Bereichen Ernährungsweise, körperliche Aktivität und Begrenzung des sitzenden Verhaltens in Kombination mit medizinischer Betreuung und Schulungen etabliert werden (Wabitsch & Moß, 2019). Vor allem im Schulalltag sollte mehr körperliche Aktivitäten angeboten werden. Dies kann zum Beispiel über eine „bewegte Pause" geschehen oder über vielseitige Sportangebote nach der Schule oder durch Kooperationen mit Vereinen. In beiden Bereichen müssen die Eltern mit einbezogen werden, da diese nicht nur für die Verpflegung ihrer Kinder, sondern auch für deren Freizeitgestaltung außerhalb der Schule verantwortlich sind. Es könnte zum Beispiel ein Kurs zum Thema „gesunde und ausgewogene Ernährung" in Kooperation mit einem/einer Ernährungsberater/in oder Krankenkasse veranstaltet werden. Zudem sollte das Mittagessen in der Mensa gesünder werden, hier können die Qualitätsstandards der DGE angewendet werden. Allgemein sollten nicht nur die Verhältnisse verändert werden, sondern auch das individuelle Verhalten der Kinder, Jugendlichen und Eltern positiv beeinflusst werden, damit ein gesundheitsorientiertes Bewusstsein geschaffen wird.

- Strategien zur Verbesserung der psychischen Gesundheit und Stärkung psychosozialer Kompetenzen: Die Kinder sollten lernen, einen gesundheitsförderlichen Umgang untereinander zu pflegen (gesundes Schulklima), hierbei können auch Streitschlichter etabliert und feste Umgangsregeln bestimmt werden (Knappe et al., 2020). Im Fokus sollten die Bereiche Selbststeuerung, Konfliktlösung und die Reduktion des Leistungsdrucks stehen. Als Handlungsansatz in der Verhaltensprävention, können Angebote zu verschiedenen Entspannungsverfahren und Stressbewältigungskompetenzen in der Schule entwickelt werden, um psychische Spannungen abzubauen. Hierbei können auch Psychologen hinzugezogen werden.

2 Recherche „Modellprojekt"

Folgende Tabelle stellt das Modelprojekt „Fit ist cool" (Landessportbund Thüringen e.V. Referat Kinder- und Jugendsport, 2007) detailliert vor.

Tabelle 7: Modellprojekt "Fit ist cool" (Landessportbund Thüringen e.V. Referat Kinder- und Jugendsport, 2007) (eigene Darstellung)

Titel Modellprojekt/ Maßnahme/Intervention	Fit ist cool
Dauer	Beginn: August 2005 Abschluss: kein Ende geplant
Träger/Initiatoren	Landessportbund Thüringen e.V. Referat Kinder- und Jugendsport, Werner-Seelenbinder-Str. 1, 99096 Erfurt
Hintergrund	Übergewicht nimmt im Kindes- und Jugendalter stetig zu. Auch Studien beweisen, dass 10-18% der Kinder und Jugendlichen in Deutschland übergewichtig sind (BMI>90.Perzentile) und es ist umstritten, dass Übergewicht bereits im Kindesalter gesundheitliche Auswirkungen hat. Kinder haben dabei nicht nur mit physischen Problemen zu kämpfen, sondern auch mit psychischen wie zum Beispiel ein geringes Selbstwertgefühl. Die Prävalenz zu Übergewicht haben vor allem Kinder in sozial benachteiligten Gruppen und das Ernährungsverhalten ist dort auch ungünstiger.

	Es steht daher fest, dass Übergewicht im Kinder- und Jugendalter multifaktoriell verursacht wird und eine vielschichtige Interventionen zur Prävention benötigt. Im Zentrum müssen die Familien stehen, da dort das Ernährungsverhalten geprägt wird.
Ziele	-Verbreitung von Informationen über gesunde Ernährung in Form eines Netzwerkes -Ernährung und Bewegung vernetzen, um Sektor übergreifend Koordinierung effektiver zu machen und öffentlich wirksamer und zielgenauer zu arbeiten -Heranwachsende zu mehr Bewegung motivieren -Alle Akteurinnen und Akteure (von der Lebensmittelindustrie, dem Sport, der Agrarwirtschaft, des Gesundheitsbereichs, der Politik, der Eltern und Kinder, den Medien) sollen zusammenwirken -Etablierung eines langfristigen Ernährungs- und Bewegungsangebotes in jedem Landkreis und jeder kreisfreien Stadt Thüringens für übergewichtige Kinder, begleitet durch schulische Angebote und Medienpartnerschaft zur Sensibilisierung für die Thematik
Inhalte und Methoden	-Gruppen mit maximal 15 Kindern sollen über einen Zeitraum von neun Monaten möglichst zweimal pro Woche betreut werden -Einstieg erfolgt mit einem Kursangebot zur Verminderung des Bewegungsmangels durch Bewegung, Spiel und Sport. So soll der Grundenergieumsatz erhöht werden -Zweimal im Monat werden Ernährungsberatungen mit Eltern und Kindern durchgeführt. Ziel soll die Ernährungsumstellung sein -Es gibt Workshops und Erlebnistage für Kinder, Eltern und Großeltern mit dem Schwerpunkt Prävention für Kinder -Es werden Übungsleiter, Ernährungsberater, Psychologen, Familientherapeuten, Kinderärzte, das Schulamt und Vereinsberater/innen zur Verfügung gestellt -Mögliche Finanzierung der Ernährungsberatung und Bewegungsangebote die ersten 12 Mal über das § 20 SGB V. -Der Radiosender „Antenne Thüringen" bringt sich in das Netzwerk ein, indem es jährlich den Wettbewerb „Fitteste Schulklasse" veranstaltet -Das „Fit-mobil" fährt durch Thüringen und macht an Schulen und Kindergärten auf das Netzwerk und alle Angebote aufmerksam. Ernährungswissenschaftler/innen und Übungsleiter/innen bieten Informationen zum Thema „Gesundheitsfördernde Ernährung und Bewegung" an.
Ergebnisse und Schlussfolgerungen	-In den Jahren 2005/2006 und 2007/2008 wurde in jedem Stadt- und Kreissportbund Thüringens mindestens ein Angebot für Kinder mit mangelnden Bewegungserfahrungen und Übergewicht in einem Sportverein aufgebaut
Literaturquellen (gemäß Literaturverzeichnis)	Landessportbund Thüringen e.V. Referat Kinder- und Jugendsport. (2007). *Fit ist cool.* Verfügbar unter: https://www.gesundheitliche-chancengleichheit.de/good-practice/detailseite/gesund-gross-werden/

3   Bewertung Modellprojekt

Es folgt die nähere Analyse und Bewertung des recherchierten Modellprojekts aus Teilaufgabe 2. Dazu werden die „Good-Practice-Kriterien" in Bezug auf die Umsetzung des

Modellprojekts näher betrachtet und im Anschluss ein Fazit und drei Schlussfolgerungen für die Praxis gezogen.

3.1 Good-Practice-Kriterien

Tabelle 8: Darstellung der Good -Practice-Kriterien in Bezug auf die Umsetzung des Modellprojekts „Fit ist cool" (eigene Darstellung)

Good-Practice-Kriterien	Umsetzung
Zielgruppenbezug	Das Modell bezieht sich auf sozial benachteiligte, übergewichtige Kinder und Jugendliche im Alter von 6 bis 10 Jahren und 11 bis 14 Jahren und deren Familien
Konzeption	Die Bedarfslage zum Thema Adipositas und Bewegungsmangel wurde Zielgruppengerichtet analysiert und es ist ein deutlicher Handlungsbedarf zu erkennen. Als Maßnahme wird ein sogenanntes „Netzwerk" aufgebaut, mit dem möglichst viele Kinder und Judendliche erreicht werden sollen. Dies findet durch Kurse an Schulen, Informationen durch den „Fit-bus" und einen Radiosender statt.
Setting-Ansatz	Das Modell wurde vor allem an Schulen und in Kindergärten verbreitet. Gemeinschaftlich wurde in jedem Stadt- und Kreissportbund Thüringens mindestens ein Angebot für Kinder mit mangelnden Bewegungserfahrungen und Übergewicht in einem Sportverein aufgebaut. Individuell gibt es eine Ernährungsberatung für einzelne Familien. Partizipation durch Eltern und Kinder ist gewährleistet durch einen jährlichen Wettkampf und Befragungen.
Empowerment	Es werden Fachpersonen eingesetzt, um die psychische Gesundheit der Kinder und Jugendlichen zu verbessern und dabei zu helfen, ein selbstbestimmtes Leben zu führen. Gezielt gefördert wird unter anderem die Stärkung des Selbstwertgefühls.
Partizipation	Beim jährlichen Wettkampf des Radiosenders, können sich die Kinder und Jugendlichen eigene Ideen ausdenken, wie sie sich mehr bewegen können und dabei Bedürfnisse und Wünsche einbringen.
Niedrigschwellige Arbeitsweise	Die Finanzierung der verschiedenen Angebote, kann die ersten 12 Male über das § 20 SGB V geschehen. Die Kosten für die Schulungen der Übungsleiter übernimmt das Thüringer Ministerium für Soziales, Familie und Gesundheit. Zudem ist der Projekttag mit dem „Fit-Mobil" so organisiert, dass es einen Theorie- und einen Praxisteil gibt und jedes Kind daran teilnehmen kann.
Multiplikatorenkonzept	Die Schulungen des Übungsleiterteams sowie der Multiplikatorinnen/Multiplikatoren erfolgte im Jahr 2005 und 2006 über die Sportakademie des Landessportbundes Thüringen. Außerdem sind Psychologen, Ernährungsberater/innen, Kinderärzte/innen, Schulamt und Vereinsberater im Konzept mit einbezogen.
Nachhaltigkeit	Das Projekt startete als Modell und wurde bereits bis Ende 2008 ausgeweitet, indem 2005/2006 und nochmal 2007/2008, in jedem Stadt- und Kreissportbund Thüringens mindestens ein Angebot für Kinder mit mangelnden Bewegungserfahrungen und Übergewicht in einem Sportverein aufgebaut wurde. Diese Angebote sollen fest in die Struktur der Vereine integriert werden. Die Erstfinanzierung des Projekts soll in der Zukunft durch den Landessportbund abgelöst werden. Die Kinder zahlen bereits einen monatlichen Vereinsbeitrag in Höhe von drei bis zehn Euro. Damit soll der Übergang in das reguläre Vereinsangebot und der Verbleib in der Gruppe nach Beendigung des Pro-

Good-Practice-Kriterien	Umsetzung
	jekts erleichtert werden. Trotz dieser Kosten, wird das Angebot derzeit vor allem von benachteiligten Familien mit großem Interesse angenommen. Für die Zukunft existieren Überlegungen, bei Nichtfinanzierbarkeit des Angebots durch die Familien eine Förderungsoption über die Jugendämter aufzubauen. Es wurde ein Rahmenvertrag mit der AOK-Thüringen geschlossen, um für die Vereine und für die Übungsleiterinnen und -leiter ein erleichtertes Antragsverfahren zu ermöglichen. Dieser soll auf weitere Landeskrankenkassenverbände erweitert werden.
Integriertes Handeln	Die Integration von Fachpersonal aus verschiedenen Netzwerken ist gesichert. Folgende Akteure sind integriert: -Thüringer Ministerium für Landwirtschaft, Naturschutz und Umwelt (TMLNU), - Thüringer Ministerium für Soziales, Familie und Gesundheit (TMSFG), - Deutsche Gesellschaft für Ernährung (DGE), - Landessportbund Thüringen (LSB), - Thüringer Bauernverband (TBV), - Centrale Marketing-Gesellschaft der deutschen Agrarwirtschaft mbH (CMA), - BKK – Landesverband Ost der Betriebskrankenkassen, mhplus BKK, AOK – Die Gesundheitskasse in Thüringen, - Radiosender „Antenne Thüringen", - Thüringer Kultusministerium/Thüringer Institut für Lehrerfortbildung, Lehrplanentwicklung und Medien, - Sportakademie des Landessportbundes, Sportfachverbände, - Gesundheitsämter, - Kassenärztliche Vereinigung, Landesärztekammer, - Thüringer Turnverband e.V.
Qualitätsmanagement	Die kontinuierliche Verbesserung und Weiterentwicklung des Modells wurde schon im Kriterium „Nachhaltigkeit" aufgegriffen. So wird dafür gesorgt, dass das Projekt sich stetig weiterentwickelt, sei es beim Thema Finanzierung oder Weiterbildung von Übungsleitern oder Planung eines neuen Sportangebotes in Vereinen.
Dokumentation & Evaluation	Zuerst wird eine Eingangs- und Ausgangsuntersuchung der Kinder durch eine/n Kinderarzt/Ärztin durchgeführt. Zusammen mit den Eltern wird anfangs der Münchner Fitnesstest durchgeführt und ein Fragebogen zur Erhebung des Ernährungsverhaltens ausgefüllt. Diese Instrumente wurden aus dem Trainiermanual „Aktiv, leichter, gesünder" entnommen. In der ersten Hälfte von 2005 bis Juni 2007 gab es einen Testlauf in vier Modellregionen, diese wurden zur Unterstützung für das eigentliche Projekt ab September 2006 verwendet. Zusätzlich wurden Auswertungsgespräche mit regionalen Partner durchgeführt und in der Evaluation ergänzt. Bisheriger Ergebnisse sind, dass die Angebote durch erweiterte Kooperationen vor Ort (z.B. durch Fachschulen für Gesundheits- und Sozialberufe) profitieren; dass die Betreuung durch eine/n externen Kinderarzt/Ärztin nicht profitabel war und die teilnehmenden Kinder bei ihrem/ihrer Kinderarzt/Ärztin verbleiben können; dass die Zusammenarbeit von zwei Übungsleitern in einem Angebot sehr gut ist, da die Kinder dadurch eine intensivere Betreuung haben nach individuellem Bedarf
Belege für Wirkung und Kosten	Die Gesamtevaluation der Angebote erfolgt nach Vorliegen der Ergebnisse durch die Friedrich-Schiller-Universität Jena. Als übergeordnete Erfolgsindikatoren werden der Verbleib der Kinder in den Vereinsstrukturen, die feste Verankerung des Angebots in der Region und eine Beteiligung der Eltern im Bewegungsbereich beschrieben.

	Anhand der Evaluationsergebnisse, sollen politische Forderungen abgeleitet werden, welche für eine langfristige Implementation derartiger Angebote sprechen. Ziel ist es, diesbezüglich ins Gespräch mit Leistungsträgern zu kommen.

3.2 Schlussfolgerung für die Praxis

Als Fazit würde ich das Modellprojekt „Fit ist cool" als gelungen bezeichnen, da es alle Good-Practice-Kriterien erfüllt. Da das Projekt bereits durchgeführt wurde/wird, zeigt die Evaluation, dass das Projekt anschlägt und in Thüringen schon viele Standorte gefunden hat und an mehreren Schulen praktiziert wird. Besonders gut bewerte ich das vielfältige Angebot in Kooperation mit den Akteuren, dadurch vergeht den Kindern der Spaß nicht, sodass sie sich gerne in den Schulgruppen und Vereinen aufhalten und in dem Projekt verbleiben. Nach Analyse des Punktes 3.1, komme ich zu diesen drei Schlussfolgerungen für die Praxis:

- Schlussfolgerung 1:

  Es fällt vor allem das Kriterium des „integrierten Handelns" auf, da im Projekt viele Kooperationspartner vernetzt sind. Daraus schließe ich, dass es für die Praxis besonders wichtig ist, viele Akteure in ein Modellprojekt einzubringen und ein großes Netzwerk zu schaffen. So ist es möglich, den Kindern vielseitig professionelle Hilfestellungen zu bieten und mehrere Gesundheitsbereiche zu verknüpfen. Dies kann dabei helfen, ein breiteres Gesundheitsbewusstsein zu entwickeln.

- Schlussfolgerung 2:

  Die zweite Schlussfolgerung, die ich ziehe ist, dass die Dokumentation und Evaluation entscheidend für die Verbesserung eines Modellprojekts ist. Nur so wird man sich Fehlern bewusst und kann das Projekt weiterentwickeln bzw. voranbringen. Zum Beispiel kam im recherchierten Modellprojekt heraus, dass die Kinder besser bei ihrem Hausarzt verbleiben sollten, anstatt einen externen Arzt hinzuzuziehen.

- Schlussfolgerung 3:

  Das Kriterium „Nachhaltigkeit" sticht ebenfalls ins Auge, da es viele Überlegungen und auch schon Umsetzungen des Modellprojekts gibt, die Angebote möglichst günstig anzubieten oder über Fördermittel zu bezuschussen. Daraus schließe ich für die Praxis, dass sich der Fokus eines solchen Projekts besonders auf der Nachhaltigkeit liegen sollte, damit jedes Kind die Möglichkeiten bekommt, egal mit welchem sozioökonomischen Status (SES), an so einem Projekt teilzunehmen.

4   Literaturverzeichnis

Bundeszentrale für gesundheitliche Aufklärung & Robert Koch Institut. (2008). *Erkennen – Bewerten – Handeln: Zur Gesundheit von Kindern und Jugendlichen in Deutschland* (S. 178). https://www.rki.de/DE/Content/Gesundheitsmonitoring/Studien/Kiggs/Basiserhebung/KiGGS_GPA.pdf?__blob=publicationFile

Eder, C., & Forst, B. (2018). *Von der Mediennutzung zur Medienkompetenz.* bpb.de. https://www.bpb.de/lernen/digitale-bildung/werkstatt/268294/von-der-mediennutzung-zur-medienkompetenz/

Kaluza, G., & Lohaus, A. (2006). Psychologische Gesundheitsförderung im Kindes- und Jugendalter. *Zeitschrift für Gesundheitspsychologie, 14*(3), 119–134. https://doi.org/10.1026/0943-8149.14.3.119

Klipker, K., Baumgarten, F., Göbel, K., Lampert, T., & Hölling, H. (2018). *Psychische Auffälligkeiten bei Kindern und Jugendlichen in Deutschland – Querschnittergebnisse aus KiGGS Welle 2 und Trends.* https://doi.org/10.17886/RKI-GBE-2018-077

Knappe, S., Herrmann, J., Schepper, F., & Schmitz, J. (2020). Psychische Störungen des Kindes- und Jugendalters. *Klinische Psychologie & Psychotherapie*, 771–811. https://doi.org/10.1007/978-3-662-61814-1_37

Krug, S., Finger, J. D., Lange, C., Richter, A., & Mensink, G. B. M. (2018). *Sport- und Ernährungsverhalten bei Kindern und Jugendlichen in Deutschland – Querschnittergebnisse aus KiGGS Welle 2 und Trends.* https://doi.org/10.17886/RKI-GBE-2018-065

Landessportbund Thüringen e.V. Referat Kinder- und Jugendsport. (2007). *gesundheitliche-chancengleicheit: Detailseite.* https://www.gesundheitliche-chancengleichheit.de/good-practice/detailseite/gesund-gross-werden/

Robert Koch Institut. (2020). *RKI - Verhalten—Themenblatt: Körperliche Aktivität.*

https://www.rki.de/DE/Content/Gesundheitsmonitoring/Studien/Adipositas_Monitoring/Verhalten/HTML_Themenblatt_Koerperliche_Aktivitaet.html

Robert Koch-Institut. (2020). *AdiMon-Themenblatt: Nutzung von Bildschirmmedien.* 4.

Saß, A.-C., Kuhnert, R., & Gutsche, J. (2018). *Unfallverletzungen bei Kindern und Jugendlichen in Deutschland – Querschnittergebnisse aus KiGGS Welle 2 und Trends.* https://doi.org/10.17886/RKI-GBE-2018-079

Schienkiewitz, A., Brettschneider, A-K., Damerow, S., & Schaffrath Rosario, A. (2018). *Übergewicht und Adipositas im Kindes- und Jugendalter in Deutschland – Querschnittergebnisse aus KiGGS Welle 2 und Trends.* https://doi.org/10.17886/RKI-GBE-2018-005.2

Wabitsch, M., & Moß, A. (2019). *Therapie und Prävention der Adipositas im Kindes- und Jugendalter.* Arbeitsgemeinschaft Adipositas im Kindes und Jugendalter (AGA), Deutsche Adipositas Gesellschaft (DAG). Ulm. https://www.awmf.org/uploads/tx_szleitlinien/050-002l_S3_Therapie-Praevention-Adipositas-Kinder-Jugendliche_2019-11.pdf

Zwick, M. M., Deuschle, J., & Renn, O. (Hrsg.). (2011). *Übergewicht und Adipositas bei Kindern und Jugendlichen* (1. Auflage). VS Verlag.

5 Abbildungs- und Tabellenverzeichnis

5.1 Abbildungsverzeichnis

5.2 Tabellenverzeichnis

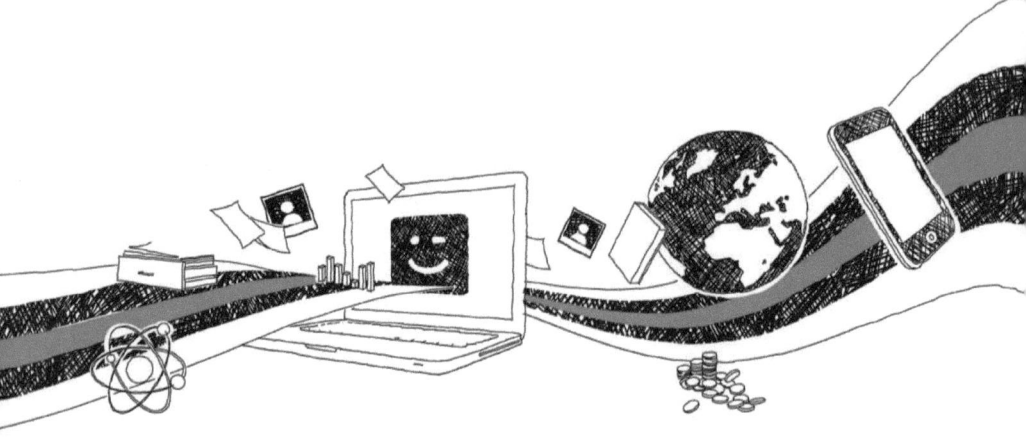
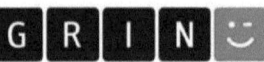